AF476419

Ateliers
RENOV'LIVRES S.A.
2002

PARIS, IMPRIMERIE DE DECOURCHANT,
RUE D'ERFURTH, N° 1, PRÈS DE L'ABBAYE.

LA CLEF
DE L'ARITHMÉTIQUE,

OU

LIVRET

A L'USAGE DES ÉCOLES ÉLÉMENTAIRES,

CONTENANT LE SYSTÈME DÉTAILLÉ

DE LA NUMÉRATION DÉCIMALE,

QUATRE TABLEAUX DE LA COMBINAISON DES CHIFFRES
PAR LES QUATRE RÈGLES,

ET

UN TABLEAU COMPLET DES CHIFFRES ROMAINS;

PAR A. LEPAGE,

DIRECTEUR DE L'ÉCOLE PRIMAIRE COMMUNALE DU 11e ARRONDISSEMENT DE PARIS.

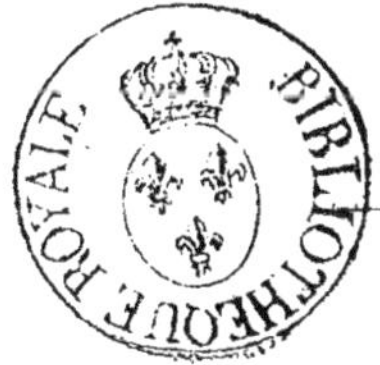

A PARIS,
CHEZ LOUIS COLAS, LIBRAIRE
DE LA SOCIÉTÉ POUR L'INSTRUCTION ÉLÉMENTAIRE,
RUE DAUPHINE, N° 32.

1829

AVERTISSEMENT.

Mon désir, en publiant ce Traité de nnmération, est d'être utile à l'enseignement élémentaire.

Je ne me flatte point d'avoir atteint la perfection désirée.

Trouver des procédés assez ingénieux pour aplanir les difficultés que les enfans rencontrent dans l'étude de cette partie de l'arithmétique, est un problême, sinon impossible à résoudre, du moins très-difficile, pour la solution duquel il faut du temps et de l'observation.

Je n'offre donc aux Instituteurs qu'un essai.

Cependant, je ne croirai point mon travail inutile si les exercices pratiques qu'il contient peuvent leur donner l'idée de rédiger aussi le résultat de leur propre expérience, afin de fournir à quelque savant, ami de l'enfance, des matériaux propres à fixer son attention et à exercer son génie.

CHIFFRES.

SIGNES.	VALEURS.
0	Zéro.
1	Un.
2	Deux.
3	Trois.
4	Quatre.
5	Cinq.
6	Six.
7	Sept.
8	Huit.
9	Neuf.

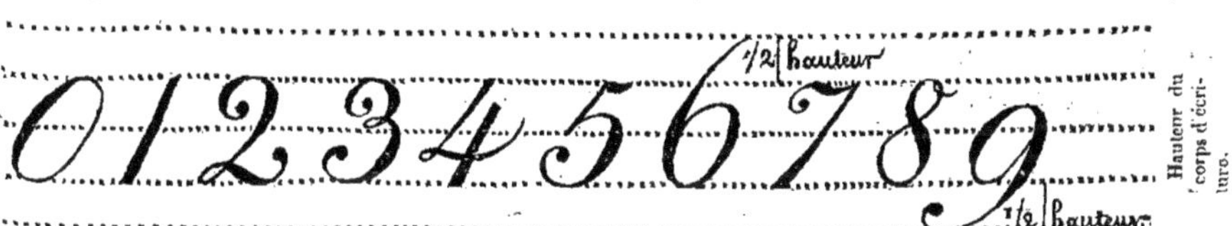

Parmi les dix caractères ou chiffres, il n'y a que le 6 et le 9 qui dépassent le corps d'écriture ; la queue du 6 le dépasse d'un demi-corps au-dessus, et celle du 9 d'un demi au-dessous. Il est essentiel d'observer ce principe pour rendre les faux plus difficiles. Si le 6 était tracé dans la dimension du corps d'écriture, il serait extrêmement facile d'en faire un zéro, et de faire d'un zéro un 6 ; si le 9 était tracé dans la même dimension, rien ne serait plus aisé que d'en faire un 2, ou d'un 2 en faire un 9, en supprimant ou en ajoutant le petit délié qui les distingue l'un de l'autre.

DIZAINES.

UNE DIZAINE.	DEUX DIZAINES.	TROIS DIZAINES.
10 unante.	20 duante.	30 trente.
11 unante-un.	21 duante-un.	31 trente-un.
12 unante-deux.	22 duante-deux.	32 trente-deux.
13 unante-trois.	23 duante-trois.	33 trente-trois.
14 unante-quatre.	24 duante-quatre.	34 trente-quatre.
15 unante-cinq.	25 duante-cinq.	35 trente-cinq.
16 unante-six.	26 duante-six.	36 trente-six.
17 unante-sept.	27 duante-sept.	37 trente-sept.
18 unante-huit.	28 duante-huit.	38 trente-huit.
19 unante-neuf.	29 duante-neuf.	39 trente-neuf.
QUATRE DIZAINES.	**CINQ DIZAINES.**	**SIX DIZAINES.**
40 quarante.	50 cinquante.	60 soixante.
41 quarante-un.	51 cinquante-un.	61 soixante-un.
42 quarante-deux.	52 cinquante-deux.	62 soixante-deux.
43 quarante-trois.	53 cinquante-trois.	63 soixante-trois.
44 quarante-quatre.	54 cinquante-quatre.	64 soixante-quatre.
45 quarante-cinq.	55 cinquante-cinq.	65 soixante-cinq.
46 quarante-six.	56 cinquante-six.	66 soixante-six.
47 quarante-sept.	57 cinquante-sept.	67 soixante-sept.
48 quarante-huit.	58 cinquante-huit.	68 soixante-huit.
49 quarante-neuf.	59 cinquante-neuf.	69 soixante-neuf.
SEPT DIZAINES.	**HUIT DIZAINES.**	**NEUF DIZAINES.**
70 septante.	80 octante (ou huitante).	90 nonante.
71 septante-un.	81 octante-un.	91 nonante-un.
72 septante-deux.	82 octante-deux.	92 nonante-deux.
73 septante-trois.	83 octante-trois.	93 nonante-trois.
74 septante-quatre.	84 octante-quatre.	94 nonante-quatre.
75 septante-cinq.	85 octante-cinq.	95 nonante-cinq.
76 septante-six.	86 octante-six.	96 nonante-six.
77 septante-sept.	87 octante-sept.	97 nonante-sept.
78 septante-huit.	88 octante-huit.	98 nonante-huit.
79 septante-neuf.	89 octante-neuf.	99 nonante-neuf.

Ce n'est point par un vain désir d'innover que de bons esprits ont régularisé la dénomination des dizaines. Si le principe de cette réforme était strictement suivi, je crois qu'on hâterait beaucoup les progrès des enfans dans la numération.

Il n'est point d'instituteur qui ne sache combien les enfans éprouvent de difficultés à écrire les nombre 70 et 90 ; ils doivent donc reconnaître que les dénominations *septante* et *nonante* substituées à soixante-dix et à quatre-vingt-dix sont absolument nécessaires pour faire disparaître ces difficultés. Les dénominations dix, vingt et quatre-vingts sont irrégulières ; les enfans écrivent souvent 40 pour 80, parce que ces deux mots commencent de même ; mais cette difficulté n'est point comparable à celles qu'ils éprouvent à écrire 70 et 90. Les mots dix, vingt et quatre-vingts sont pour eux des mots simples ; par conséquent ces mots ne présentent à leur esprit qu'une idée ; de là le peu de difficultés qu'ils éprouvent à les écrire. Dans soixante-dix et dans quatre-vingt-dix, au contraire, ils voient deux mots ; ces deux mots, dont ils connaissent déjà la représentation, leur rappellent naturellement deux idées qu'on a beaucoup de peine à détruire. Voilà pourquoi ils écrivent pendant long-temps 6,010 pour 70, et 8,010 pour 90.

EXERCICES SUR LES DIZAINES.

1 un.	11	75	39
10 un-ante.	19	67	93
—	16	76	83
2 deux.	14	67	49
20 du-ante.	18	68	94
—	24	69	84
3 trois.	21	80	59
30 tr-ente.	36	18	95
—	17	81	85
4 quatre.	34	82	69
40 quar-ante.	47	38	96
—	43	83	86
5 cinq.	25	48	79
50 cinq-ante.	54	84	97
—	45	58	87
6 six.	52	85	89
60 soix-ante.	34	68	98
—	66	86	99
7 sept.	67	87	70
70 sept-ante.	76	88	64
—	27	89	74
8 huit.	72	90	65
80 huit-ante.	37	19	75
—	73	91	66
9 neuf.	47	29	76
90 non-ante.	74	92	67
	57	82	77

CENTAINES.

Une centaine.	Deux centaines.	Trois centaines.	Quatre centaines.	Cinq centaines.	Six centaines.	Sept centaines.	Huit centaines.	Neuf centaines.
100	200	300	400	500	600	700	800	900
101	201	301	401	501	601	701	801	901
102	202	302	402	502	602	702	802	902
103	203	303	403	503	603	703	803	903
104	204	304	404	504	604	704	804	904
105	205	305	405	505	605	705	905	905
106	206	306	406	506	606	706	806	906
107	207	307	807	507	607	707	807	907
108	208	308	408	508	608	708	808	908
109	209	309	409	509	609	709	809	909
110	210	310	410	510	610	710	810	910
120	220	320	420	520	620	720	820	920
130	230	330	430	530	630	730	830	930
140	240	340	440	540	640	740	840	940
150	250	350	450	550	650	750	850	950
160	260	360	460	560	660	760	860	960
170	270	370	470	570	670	770	870	970
180	280	380	480	580	680	780	880	980
190	290	390	490	590	690	790	890	990
125	264	376	466	563	669	725	858	957
172	274	367	498	573	679	752	885	075
196	287	394	475	588	589	647	895	989
186	297	384	465	598	699	793	814	998

Chaque tranche, dans l'énonciation des nombres, étant composée de trois chiffres, il est nécessaire d'apprendre aux enfans à écrire les nombres jusqu'à 999, avant de leur exposer le système général de la numération.

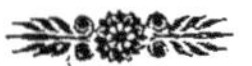

EXERCICES SUR LES CENTAINES, LES DIZAINES ET LES UNITÉS.

Centaines, dizaines, unités.	Unités, dizaines, centaines.	Dizaines, centaines, unités.	Mélange.
114	4		698
24	71	256	88
5	306	2	4
457	5	94	77
38	72	373	5
2	462	7	805
309	3	85	7
75	73	895	894
8	506	3	84
549	7	56	785
92	74	555	95
3	685	4	7
464	6	78	88
74	80	968	998
6	790	5	8

Cet exercice, tout en remémorant ce qu'on a appris précédemment, a encore l'avantage d'habituer les élèves, quoique d'une manière usuelle, à placer les unités de même nature les unes sous les autres.

NUMÉRATION DES NOMBRES ENTIERS.

	5e TRANCHE. Trillions.			4e TRANCHE. Billions.			3e TRANCHE. Millions.			2e TRANCHE. Mille.			1re TRANCHE. Unités.		
	Centaines.	Dizaines.	Unités.	Centaines.	Dizaines.	Unités.	Centaines.	Dizaines.	Unités.	Centaines.	Dizaines.	Unités.	Centaines.	Dizaines.	Unités.
	1	1	1	1	1	1	1	1	1	1	1	1	1	1	1
Dix.....	.	.	.	.	.	.	.	.	.	.	.	.	.	1	0
Cent....	.	.	.	.	.	.	.	.	.	.	.	.	1	0	0
MILLE....	.	.	.	.	.	.	.	.	.	.	.	1	0	0	0
Dix mille..	.	.	.	.	.	.	.	.	.	.	1	0	0	0	0
Cent mille.	.	.	.	.	.	.	.	.	.	1	0	0	0	0	0
MILLION...	.	.	.	.	.	.	.	.	1	0	0	0	0	0	0
Dix millions.	.	.	.	.	.	.	.	1	0	0	0	0	0	0	0
Cent millions.	.	.	.	.	.	.	1	0	0	0	0	0	0	0	0
BILLION....	.	.	.	.	.	1	0	0	0	0	0	0	0	0	0
Dix billions..	.	.	.	.	1	0	0	0	0	0	0	0	0	0	0
Cent billions.	.	.	.	1	0	0	0	0	0	0	0	0	0	0	0
TRILLION...	.	.	1	0	0	0	0	0	0	0	0	0	0	0	0
Dix trillions.	.	1	0	0	0	0	0	0	0	0	0	0	0	0	0
Cent trillions.	1	0	0	0	0	0	0	0	0	0	0	0	0	0	0

Les chiffres ont deux valeurs, celle qu'ils ont lorsqu'on les considère seuls, et celle que leur donne le rang qu'ils occupent dans la numération.

La première valeur se nomme absolue, et la seconde relative. Dans le tableau ci-dessus, le premier chiffre et le dernier sont tous deux le chiffre 1; voilà leur valeur absolue; mais le premier ne vaut qu'une unité, tandis que le dernier vaut une centaine de trillions; voilà leur valeur relative.

L'élève devra apprendre par cœur l'exercice suivant :

La 1re tranche se nomme unités,
La 2e . . . . mille,
La 3e . . . . millions,
La 4e . . . . billions,
La 5e . . . . trillions,

La 2e tranche se nomme mille,
La 4e . . . . billions,
La 1re . . . . unités,
La 5e . . . . trillions,
La 3e . . . . millions.

Les trois chiffres de chaque tranche se nomment : le 1er unités, le 2e dizaines, le 3e centaines.

1re TRANCHE, unités, dizaines, centaines d'unités.
2e TRANCHE, unités, dizaines, centaines de mille.
3e TRANCHE, unités, dizaines, centaines de millions.
4e TRANCHE, unités, dizaines, centaines de billions.
5e TRANCHE, unités, dizaines, centaines de trillions.

EXERCICES

SUR LA VALEUR ABSOLUE ET LA VALEUR RELATIVE DES CHIFFRES.

	Trillions.	Billions.	Millions.	Mille.	Unités.
AVEC LES CHIFFRES 2 ET 4.					
Ecrivez.	. . .	. . .	. . .	. . .	φ24
Dessous.	. . .	. . .	. . .	. . .	204
Dessous.	. . .	. . .	. . .	φφ2	004
Dessous.	. . .	. . .	φφ2	000	004
Dessous.	. . .	φφ2	000	000	004
Dessous.	φφ2	000	000	000	004
AVEC LES CHIFFRES 8, 6 ET 5.					
Ecrivez.	. . .	. . .	. . .	. . .	865
Dessous.	. . .	. . .	φφ8	006	005
Dessous.	. . .	φφ8	000	006	005
Dessous.	φφ8	000	006	000	005
Dessous.	φφ8	006	000	005	000
Dessous.	φφ8	006	005	000	000
AVEC LES NOMBRES 20 ET 44.					
Ecrivez.	. . .	. . .	. . .	φ20	044
Dessous.	. . .	. . .	φ20	044	000
Dessous.	. . .	φ20	044	000	000
Dessous.	φ20	044	000	000	000
AVEC LES NOMBRES 64, 56 ET 72.					
Ecrivez.	. . .	. . .	φ64	056	072
Dessous.	. . .	φ64	056	072	000
Dessous.	φ64	056	072	000	000
AVEC LES NOMBRES 600 ET 74.					
Ecrivez.	. . .	. . .	. . .	600	074
Dessous.	. . .	. . .	600	074	000
Dessous.	. . .	600	074	000	000
Dessous.	600	074	000	000	000
AVEC LES NOMBRES 496, 609 ET 48.					
Ecrivez.	. . .	. . .	696	609	048
Dessous.	. . .	696	609	048	000
Dessous.	696	609	048	000	000
Dessous.	696	000	609	000	048
AVEC LES NOMBRES 809, 496, 25 ET 9.					
Ecrivez.	. . .	809	496	025	009
Dessous.	809	000	496	025	009
Dessous.	809	496	025	009	000
Dessous.	809	496	000	025	009

L'usage de compléter par des zéros une tranche incomplète par laquelle commence un nombre quelconque, est sans inconvénient dans la pratique, et très-utile pour aplanir les difficultés que les enfans éprouvent ordinairement à écrire les nombres dont les chiffres significatifs sont séparés par un ou plusieurs zéros.

Un exemple rendra cette vérité sensible. Soit le nombre cinq trillions, cinq billions, cinq millions, cinq mille, cinq unités. Si on fixe de suite l'attention de l'élève sur la tranche des trillions, il n'éprouvera plus de difficultés pour les autres tranches, et il écrira, sans hésiter le nombre comme il suit :

ϕϕ5, 005, 005, 005, 005.

Il est nécessaire, en exerçant les élèves à écrire des nombres, de les faire ressouvenir que chaque tranche est composée de trois chiffres : centaines, dizaines, unités. Ainsi un élève venant à hésiter pour écrire le nombre 3 millions, 75 mille, 4 unités, on lui fera les questions suivantes :

DEM. De combien de chiffres une tranche est-elle composée ?

RÉP. De trois chiffres.

D. Combien de chiffres dans 75 ?

R. Deux chiffres.

Et il conclura de lui-même qu'il faut un zéro avant 75.

S'il est embarrassé pour écrire quatre unités, on lui fera faire le même raisonnement, ce qui le conduira de suite à mettre deux zéros avant le 4, et il s'habituera, par ce moyen, à écrire les nombres les plus difficiles.

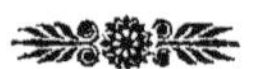

NUMÉRATION DES DÉCIMALES.

	BILLIONS.			MILLIONS.			MILLE.			UNITÉS.			MILLIÈMES.			MILLIONIÈMES.			BILLIONIÈMES.			
	Centaines.	Dizaines.	Unités.	Centaines.	Dizaines.	Unités.	Centaines.	Dizaines.	Unités.	Centaines.	Dizaines.	Unités.	Centaines.	Dizaines.	Unités.	Centaines.	Dizaines.	Unités.	Centaines.	Dizaines.	Unités.	
	1	1	1	1	1	1	1	1	1	1	1	1	1	1	1	1	1	1	1	1	1	
Dix.	.	.	.	.	.	.	.	.	.	.	1	0	1	.	.	.	.	.	.	.	.	Dixième.
Cent.	.	.	.	.	.	.	.	.	.	1	0	0	0	1	.	.	.	.	.	.	.	Centième.
MILLE.	.	.	.	.	.	.	.	.	1	0	0	0	0	0	1	.	.	.	.	.	.	MILLIÈME.
Dix mille. . .	.	.	.	.	.	.	.	1	0	0	0	0	0	0	0	1	.	.	.	.	.	Dix-millième.
Cent mille. . .	.	.	.	.	.	.	1	0	0	0	0	0	0	0	0	0	1	.	.	.	.	Cent-millième.
MILLION. . .	.	.	.	.	.	1	0	0	0	0	0	0	0	0	0	0	0	1	.	.	.	MILLIONIÈME.
Dix millions. .	.	.	.	.	1	0	0	0	0	0	0	0	0	0	0	0	0	0	1	.	.	Dix-millionième.
Cent millions.	.	.	.	1	0	0	0	0	0	0	0	0	0	0	0	0	0	0	0	1	.	Cent-millionième.
BILLION. . . .	.	.	1	0	0	0	0	0	0	0	0	0	0	0	0	0	0	0	0	0	1	BILLIONIÈME.

EXERCICES SUR LE TABLEAU CI-DESSUS.

UNITÉS

MILLE. . . . MILLIÈMES.

MILLIONS. . . . . MILLIONIÈMES.

BILLIONS. . . . . BILLIONIÈMES.

On voit par l'examen de ce tableau que les nombres décimaux se partagent par tranches comme les nombres entiers ; mais il est impossible, dans la pratique, de suivre cette division. On verra, dans les tableaux suivans, que l'unité décimale varie suivant la quantité de chiffres dont le nombre décimal est composé. Lorsqu'il est composé de quatre chiffres, l'unité est des dix-millièmes ; de cinq chiffres, des cent-millièmes, etc. Nous verrons encore que pour énoncer un nombre quelconque de décimales, il faut nécessairement recourir à la méthode suivie pour les nombres entiers.

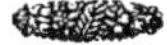

EXERCICES SUR L'ÉCRITURE DES NOMBRES DÉCIMAUX

SOUS LES NOMBRES ENTIERS.

1 unité.
10 unités.
0 ; 1 dixième de l'unité.

100 unités.
0 ; 01 centième de l'unité.

1 000 unités.
0 ; 001 millième de l'unité.

10 000 unités.
0 ; 0,001 dix-millième de l'unité.

100 000 unités.
0 ; 00,001 cent-millième de l'unité.

1 000 000 unités.
0 ; 000,001 millionième de l'unité.

10 000 000 unités.
0 ; 0,000,001 dix-millionième de l'unité.

100 000 000 unités.
0 ; 00,000,001 cent-millionième.

1 000 000 000 unités.
0 ; 000,000,001 billionième.

EXERCICE DE MÉMOIRE

INDISPENSABLE POUR ÉCRIRE HABILEMENT LES DÉCIMALES.

Les dixièmes, 1 chiffre après la virgule.
Les centièmes, 2 chiffres.
Les millièmes, 3 chiffres.
Les dix-millièmes, 4 chiffres.
Les cent-millièmes, 5 chiffres.
Les millionièmes, 6 chiffres.
Les dix-millionièmes, 7 chiffres.
Les cent-millionièmes, 8 chiffres.
Les billionièmes, 9 chiffres.

EXERCICES SUR L'ÉCRITURE DES NOMBRES DÉCIMAUX

JOINTS AUX NOMBRES ENTIERS.

1 unité.

1 2 unités.
1 ; 2 dixièmes.

2 3 4 unités.
2 ; 3 4 centièmes.

3 4 5 6 unités.
3 ; 4 5 6 millièmes.

4 5 6 7 8 unités.
4 ; 5,6 7 8 dix-millièmes.

5 6 7 8 9 0 unités.
5 ; 6 7,8 9 0 cent-millièmes.

6 7 8 9 0 1 2 unités.
6 ; 7 8 9,0 1 2 millionièmes.

7 8 9 0 1 2 3 4 unités.
7 ; 8,9 0 1,2 3 4 dix-millionièmes.

8 9 0 1 2 3 4 5 6 unités.
8 ; 9 0,1 2 3,4 5 6 cent-millionièmes.

9 012 345 678 unités.
9 ; 012,345,678 billionièmes.

C'est ici le lieu de remarquer ce que nous avons dit au bas du tableau de la numération des décimales :

1° Que chaque décimale qui termine un nombre est dénominateur de ce nombre;

2° Que la division régulière des décimales par groupes est impraticable;

3° Qu'il est pourtant nécessaire d'indiquer les tranches pour en faciliter la lecture ;

4° Que cette nécessité étant reconnue, il est indispensable d'employer un signe quelconque pour tenir lieu d'intervalle.

Nous employons *le point et virgule* pour distinguer les entiers des décimales, *la virgule* pour marquer les tranches des nombres décimaux; et la division par *groupes* pour les entiers.

EXERCICES.

12	dixièmes,	ou 1 unité	2 dixièmes.
234	centièmes,	ou 2 unités	3 4 centièmes.
3,456	millièmes,	ou 3 unités	4 5 6 millièmes.
45,678	dix-millièmes,	ou 4 unités	5,6 7 8 dix-millièmes.
567,890	cent-millièmes,	ou 5 unités	6 7,8 9 0 cent-millièmes.
6,789,012	millionièmes,	ou 6 unités	7 8 9,0 1 2 millionièmes.
78,901,234	dix-millionièmes,	ou 7 unités	8,9 0 1,2 3 4 dix-millionièmes.
890,123,456	cent-millionièmes,	ou 8 unités	9 0,1 2 3,4 5 6 cent-millionièmes.
9,012,345,678	billionièmes,	ou 9 unités	0 1 2,3 4 5,6 7 8 billionièmes.

EXERCICES SUR L'ÉCRITURE DES NOMBRES ENTIERS ET DÉCIMAUX

LES PLUS DIFFICILES.

0ϕ9 874 000 000 unités. Trois tranches complètes et les unités de la quatrième
dessous 0; 000,009,874 billionièmes.

Les billionièmes neuf chiffres après la virgule; 9,874 quatre chiffres; donc il faut pour écrire le nombre de décimales ci-dessus cinq zéro avant 9,874.

874 704 000 unités. Trois tranches complètes. . . . .
dessous 0; 00,874,704 cent-millionièmes.

Les cent millionièmes huit chiffres; 874,704 six chiffres; donc pour écrire le nombre de décimales ci-dessus, il faut deux zéro avant les chiffres.

ϕϕ4 700 000 unités. Deux tranches et les unités de la troisième. . . .
dessous 0; 000,047 millionièmes.

Les millionièmes six chiffres; 47 deux chiffres; il faut pour écrire le nombre de décimales ci-dessus, quatre zéro avant 47.

ϕϕ8 074 496 unités. Deux tranches et les unités de la troisième. . . .
dessous 8; 074,496 millionièmes.

Les millionièmes six chiffres; 74,496 cinq chiffres; mettez un zéro avant 74,496.

.800 098 unités. Deux tranches complètes. . . . .
dessous 9; 00,098 cent-millièmes.

Les cent-millièmes cinq chiffres; 98 deux chiffres; donc pour écrire le nombre ci-dessus mettez trois zéro avant 98.

45 978 unités. Une tranche complète et les dizaines de la deuxième
96; 6,045 dix millièmes.

Les dix-millièmes quatre chiffres; 6,045 quatre chiffres; donc il ne faut qu'écrire ce nombre après le point et virgule pour avoir les dix-millièmes demandés.

EXERCICES SUR LES NOMBRES DÉCIMAUX

DONT LA PRONONCIATION POURRAIT OCCASIONER DES MÉPRISES.

0 ; 5 dixièmes.
0; 5 0 centièmes.
0 ; 5 0 0 millièmes.
0; 0 0,0 0 5 cent-millièmes.

500 millièmes sont cinq cents fois la millième partie de l'unité.
5 cent-millièmes sont cinq fois la cent-millième partie de l'unité.

0 ; 0 0 0,4 0 0 millionièmes.
0 ; 0 0,0 0 0,0 0 4 cent-millionièmes.

400 millionièmes sont quatre cents fois la millionième partie de l'unité.
4 cent-millionièmes sont quatre fois la cent-millionième partie de l'unité.

0; 0 0 0,0 0 0,8 0 0 billionièmes.
0; 0 0,0 0 0,0 0 0,0 0 8 cent-billionièmes.

800 billionièmes sont huit cents fois la billionième partie de l'unité.
8 cent-billionièmes sont huit fois la cent-billionième partie de l'unité.

COMBINAISON DES CHIFFRES.

ADDITION.

1 plus 1 égale 2	2 plus 1 égal. 3	3 plus 1 égal. 4	4 plus 1 égal. 5
1 + 2 = 3	2 + 2 = 4	3 + 2 = 5	4 + 2 = 6
1 + 3 = 4	2 + 3 = 5	3 + 3 = 6	4 + 3 = 7
1 + 4 = 5	2 + 4 = 6	3 + 4 = 7	4 + 4 = 8
1 + 5 = 6	2 + 5 = 7	3 + 5 = 8	4 + 5 = 9
1 + 6 = 7	2 + 6 — 8	3 + 6 = 9	4 + 6 = 10
1 + 7 = 8	2 + 7 = 9	3 + 7 = 10	4 + 7 = 11
1 + 8 = 9	2 + 8 = 10	3 + 8 = 11	4 + 8 = 12
1 + 9 = 10	2 + 9 = 11	3 + 9 = 12	4 + 9 = 13
5 plus 1 égal. 6	6 plus 1 égal. 7	7 plus 1 égal. 8	8 plus 1 égal. 9
5 + 2 = 7	6 + 2 = 8	7 + 2 = 9	8 + 2 = 10
5 + 3 = 8	6 + 3 = 9	7 + 3 = 10	8 + 3 = 11
5 + 4 = 9	6 + 4 = 10	7 + 4 = 11	8 + 4 = 12
5 + 5 = 10	6 + 5 = 11	7 + 5 = 12	8 + 5 = 13
5 + 6 = 11	6 + 6 = 12	7 + 6 = 13	8 + 6 = 14
5 + 7 = 12	6 + 7 = 13	7 + 7 = 14	8 + 7 = 15
5 + 8 = 13	6 + 8 = 14	7 + 8 = 15	8 + 8 = 16
5 + 9 = 14	6 + 9 = 15	7 + 9 = 16	8 + 9 = 17
9 plus 1 égal. 10	10 plus 1 égal. 11	11 plus 1 égal. 12	12 plus 1 égal. 13
9 + 2 = 11	10 + 2 = 12	11 + 2 = 13	12 + 2 = 14
9 + 3 = 12	10 + 3 = 13	11 + 3 = 14	12 + 3 = 15
9 + 4 = 13	10 + 4 = 14	11 + 4 = 15	12 + 4 = 16
9 + 5 = 14	10 + 5 = 15	11 + 5 = 16	12 + 5 = 17
9 + 6 = 15	10 + 6 = 16	11 + 6 = 17	12 + 6 = 18
9 + 7 = 16	10 + 7 = 17	11 + 7 = 18	12 + 7 = 19
9 + 8 = 17	10 + 8 = 18	11 + 8 = 19	12 + 8 = 20
9 + 9 = 18	10 + 9 = 19	11 + 9 = 20	12 + 9 = 21
13 plus 1 égal. 14	14 plus 1 égal. 15	15 plus 1 égal. 16	16 plus 1 égal. 17
13 + 2 = 15	14 + 2 = 16	15 + 2 = 17	16 + 2 = 18
13 + 3 = 16	14 + 3 = 17	15 + 3 = 18	16 + 3 = 19
13 + 4 = 17	14 + 4 = 18	15 + 4 = 19	16 + 4 = 20
13 + 5 = 18	14 + 5 = 19	15 + 5 = 20	16 + 5 = 21
13 + 6 = 19	14 + 6 = 20	15 + 6 = 21	16 + 6 = 22
13 + 7 = 20	14 + 7 = 21	15 + 7 = 22	16 + 7 = 23
13 + 8 = 21	14 + 8 = 22	15 + 8 = 23	16 + 8 = 24
13 + 9 = 22	14 + 9 = 23	15 + 9 = 24	16 + 9 = 25

ADDITION, *suite*.

17 plus 1 égal. 18	18 plus 1 égal. 19	19 plus 1 égal. 20	20 plus 1 égal. 21
17 + 2 = 19	18 + 2 = 20	19 + 2 = 21	20 + 2 = 22
17 + 3 = 20	18 + 3 = 21	19 + 3 = 22	20 + 3 = 23
17 + 4 = 21	18 + 4 = 22	19 + 4 = 23	20 + 4 = 24
17 + 5 = 22	18 + 5 = 23	19 + 5 = 24	20 + 5 = 25
17 + 6 = 23	18 + 6 = 24	19 + 6 = 25	20 + 6 = 26
17 + 7 = 24	18 + 7 = 25	19 + 7 = 26	20 + 7 = 27
17 + 8 = 25	18 + 8 = 26	19 + 8 = 27	20 + 8 = 28
17 + 9 = 26	18 + 9 = 27	19 + 9 = 28	20 + 9 = 29

COMBINAISON DES CHIFFRES.

SOUSTRACTION.

ôtez 1 de 2 reste 1	ôtez 2 de 3 reste 1	ôtez 3 de 4 reste 1	ôtez 4 de 5 reste 1
— 1 — 3 — 2	— 2 — 4 — 2	— 3 — 5 — 2	— 4 — 6 — 2
— 1 — 4 — 3	— 2 — 5 — 3	— 3 — 6 — 3	— 4 — 7 — 3
— 1 — 5 — 4	— 2 — 6 — 4	— 3 — 7 — 4	— 4 — 8 — 4
— 1 — 6 — 5	— 2 — 7 — 5	— 3 — 8 — 5	— 4 — 9 — 5
— 1 — 7 — 6	— 2 — 8 — 6	— 3 — 9 — 6	— 4 — 10 — 6
— 1 — 8 — 7	— 2 — 9 — 7	— 3 — 10 — 7	— 4 — 11 — 7
— 1 — 9 — 8	— 2 — 10 — 8	— 3 — 11 — 8	— 4 — 12 — 8
— 1 — 10 — 9	— 2 — 11 — 9	— 3 — 12 — 9	— 4 — 13 — 9

ôtez 5 de 6 reste 1	ôtez 6 de 7 reste 1	ôtez 7 de 8 reste 1	ôtez 8 de 9 reste 1
— 5 — 7 — 2	— 6 — 8 — 2	— 7 — 9 — 2	— 8 — 10 — 2
— 5 — 8 — 3	— 6 — 9 — 3	— 7 — 10 — 3	— 8 — 11 — 3
— 5 — 9 — 4	— 6 — 10 — 4	— 7 — 11 — 4	— 8 — 12 — 4
— 5 — 10 — 5	— 6 — 11 — 5	— 7 — 12 — 5	— 8 — 13 — 5
— 5 — 11 — 6	— 6 — 12 — 6	— 7 — 13 — 6	— 8 — 14 — 6
— 5 — 12 — 7	— 6 — 13 — 7	— 7 — 14 — 7	— 8 — 15 — 7
— 5 — 13 — 8	— 6 — 14 — 8	— 7 — 15 — 8	— 8 — 16 — 8
— 5 — 14 — 9	— 6 — 15 — 9	— 7 — 16 — 9	— 8 — 17 — 9

ôtez 9 de 10 reste 1	ôtez 10 de 11 reste 1	ôtez 11 de 12 reste 1	ôtez 12 de 13 reste 1
— 9 — 11 — 2	— 10 — 12 — 2	— 11 — 13 — 2	— 12 — 14 — 2
— 9 — 12 — 3	— 10 — 13 — 3	— 11 — 14 — 3	— 12 — 15 — 3
— 9 — 13 — 4	— 10 — 14 — 4	— 11 — 15 — 4	— 12 — 16 — 4
— 9 — 14 — 5	— 10 — 15 — 5	— 11 — 16 — 5	— 12 — 17 — 5
— 9 — 15 — 6	— 10 — 16 — 6	— 11 — 17 — 6	— 12 — 18 — 6
— 9 — 16 — 7	— 10 — 17 — 7	— 11 — 18 — 7	— 12 — 19 — 7
— 9 — 17 — 8	— 10 — 18 — 8	— 11 — 19 — 8	— 12 — 20 — 8
— 9 — 18 — 9	— 10 — 19 — 9	— 11 — 20 — 9	— 12 — 21 — 9

ôtez 13 de 14 reste 1	ôtez 14 de 15 reste 1	ôtez 15 de 16 reste 1	ôtez 16 de 17 reste 1
— 13 — 15 — 2	— 14 — 16 — 2	— 15 — 17 — 2	— 16 — 18 — 2
— 13 — 16 — 3	— 14 — 17 — 3	— 15 — 18 — 3	— 16 — 19 — 3
— 13 — 17 — 4	— 14 — 18 — 4	— 15 — 19 — 4	— 16 — 20 — 4
— 13 — 18 — 5	— 14 — 19 — 5	— 15 — 20 — 5	— 16 — 21 — 5
— 13 — 19 — 6	— 14 — 20 — 6	— 15 — 21 — 6	— 16 — 22 — 6
— 13 — 20 — 7	— 14 — 21 — 7	— 15 — 22 — 7	— 16 — 23 — 7
— 13 — 21 — 8	— 14 — 22 — 8	— 15 — 23 — 8	— 16 — 24 — 8
— 13 — 22 — 9	— 14 — 23 — 9	— 15 — 24 — 9	— 16 — 25 — 9

SOUSTRACTION, *suite*.

ôtez	17	de	18	reste 1	ôtez	18	de	19	reste 1	ôtez	19	de	20	reste 1	ôtez	20	de	21	reste 1
—	17	—	19	— 2	—	18	—	20	— 2	—	19	—	21	— 2	—	20	—	22	— 2
—	17	—	20	— 3	—	18	—	21	— 3	—	19	—	22	— 3	—	20	—	23	— 3
—	17	—	21	— 4	—	18	—	22	— 4	—	19	—	23	— 4	—	20	—	24	— 4
—	17	—	22	— 5	—	18	—	23	— 5	—	19	—	24	— 5	—	20	—	25	— 5
—	17	—	23	— 6	—	18	—	24	— 6	—	19	—	25	— 6	—	20	—	26	— 6
—	17	—	24	— 7	—	18	—	25	— 7	—	19	—	26	— 7	—	20	—	27	— 7
—	17	—	25	— 8	—	18	—	26	— 8	—	19	—	27	— 8	—	20	—	28	— 8
—	17	—	26	— 9	—	18	—	27	— 9	—	19	—	28	— 9	—	20	—	29	— 9

COMBINAISON DES CHIFFRES.

MULTIPLICATION.

2 fois 1 font 2	3 fois 1 font 3	4 fois 1 font 4	5 fois 1 font 5
2 — 2 — 4	3 — 2 — 6	4 — 2 — 8	5 — 2 — 10
2 — 3 — 6	3 — 3 — 9	4 — 3 — 12	5 — 3 — 15
2 — 4 — 8	3 — 4 — 12	4 — 4 — 16	5 — 4 — 20
2 — 5 — 10	3 — 5 — 15	4 — 5 — 20	5 — 5 — 25
2 — 6 — 12	3 — 6 — 18	4 — 6 — 24	5 — 6 — 30
2 — 7 — 14	3 — 7 — 21	4 — 7 — 28	5 — 7 — 35
2 — 8 — 16	3 — 8 — 24	4 — 8 — 32	5 — 8 — 40
2 — 9 — 18	3 — 9 — 27	4 — 9 — 36	5 — 9 — 45
2 — 10 — 20	3 — 10 — 30	4 — 10 — 40	5 — 10 — 50
2 — 11 — 22	3 — 11 — 33	4 — 11 — 44	5 — 11 — 55
2 — 12 — 24	3 — 12 — 36	4 — 12 — 48	5 — 12 — 60,

6 fois 1 font 6	7 fois 1 font 7	8 fois 1 font 8	9 fois 1 font 9
6 — 2 — 12	7 — 2 — 14	8 — 2 — 16	9 — 2 — 18
6 — 3 — 18	7 — 3 — 21	8 — 3 — 24	9 — 3 — 27
6 — 4 — 24	7 — 4 — 28	8 — 4 — 32	9 — 4 — 36
6 — 5 — 30	7 — 5 — 35	8 — 5 — 40	9 — 5 — 45
6 — 6 — 36	7 — 6 — 42	8 — 6 — 48	9 — 6 — 54
6 — 7 — 42	7 — 7 — 49	8 — 7 — 56	9 — 7 — 63
6 — 8 — 48	7 — 8 — 56	8 — 8 — 64	9 — 8 — 72
6 — 9 — 54	7 — 9 — 63	8 — 9 — 72	9 — 9 — 81
6 — 10 — 60	7 — 10 — 70	8 — 10 — 80	9 — 10 — 90
6 — 11 — 66	7 — 11 — 77	8 — 11 — 88	9 — 11 — 99
6 — 12 — 72	7 — 12 — 84	8 — 12 — 96	9 — 12 - 108

10 fois 1 font 10	11 fois 1 font 11	12 fois 1 font 12
10 — 2 — 20	11 — 2 — 22	12 — 2 — 24
10 — 3 — 30	11 — 3 — 33	12 — 3 — 36
10 — 4 — 40	11 — 4 — 44	12 — 4 — 48
10 — 5 — 50	11 — 5 — 55	12 — 5 — 60
10 — 6 — 60	11 — 6 — 66	12 — 6 — 72
10 — 7 — 70	11 — 7 — 77	12 — 7 — 84
10 — 8 — 80	11 — 8 — 88	12 — 8 — 96
10 — 9 — 90	11 — 9 — 99	12 — 9 — 108
10 — 10 — 100	11 — 10 — 110	12 — 10 — 120
10 — 11 — 110	11 — 11 — 121	12 — 11 — 132
10 — 12 — 120	11 — 12 — 132	12 — 12 — 144

COMBINAISON DES CHIFFRES.

DIVISION.

2 en	2	1 fois	3 en	3	1 fois	4 en	4	1 fois	5 en	5	1 fois
2 —	4	2	3 —	6	2	4 —	8	2	5 —	10	2
2 —	6	3	3 —	9	3	4 —	12	3	5 —	15	3
2 —	8	4	3 —	12	4	4 —	16	4	5 —	20	4
2 —	10	5	3 —	15	5	4 —	20	5	5 —	25	5
2 —	12	6	3 —	18	6	4 —	24	6	5 —	30	6
2 —	14	7	3 —	21	7	4 —	28	7	5 —	35	7
2 —	16	8	3 —	24	8	4 —	32	8	5 —	40	8
2 —	18	9	3 —	27	9	4 —	36	9	5 —	45	9
2 —	20	10	3 —	30	10	4 —	40	10	5 —	50	10
2 —	22	11	3 —	33	11	4 —	44	11	5 —	55	11
2 —	24	12	3 —	36	12	4 —	48	12	5 —	60	12

6 en	6	1 fois	7 en	7	1 fois	8 en	8	1 fois	9 en	9	1 fois
6 —	12	2	7 —	14	2	8 —	16	2	9 —	18	2
6 —	18	3	7 —	21	3	8 —	24	3	9 —	27	3
6 —	24	4	7 —	28	4	8 —	32	4	9 —	36	4
6 —	30	5	7 —	35	5	8 —	40	5	9 —	45	5
6 —	36	6	7 —	42	6	8 —	48	6	9 —	54	6
6 —	42	7	7 —	49	7	8 —	56	7	9 —	63	7
6 —	48	8	7 —	56	8	8 —	64	8	9 —	72	8
6 —	54	9	7 —	63	9	8 —	72	9	9 —	81	9
6 —	60	10	7 —	70	10	8 —	80	10	9 —	90	10
6 —	66	11	7 —	77	11	8 —	88	11	9 —	99	11
6 —	72	12	7 —	84	12	8 —	96	12	9 —	108	12

10 en	10	1 fois	11 en	11	1 fois	12 en	12	1 fois	13 en	13	1 fois
10 —	20	2	11 —	22	2	12 —	24	2	13 —	26	2
10 —	30	3	11 —	33	3	12 —	36	3	13 —	39	3
10 —	40	4	11 —	44	4	12 —	48	4	13 —	52	4
10 —	50	5	11 —	55	5	12 —	60	5	13 —	65	5
10 —	60	6	11 —	66	6	12 —	72	6	13 —	78	6
10 —	70	7	11 —	77	7	12 —	84	7	13 —	91	7
10 —	80	8	11 —	88	8	12 —	96	8	13 —	104	8
10 —	90	9	11 —	99	9	12 —	108	9	13 —	117	9
10 —	100	10	11 —	110	10	12 —	120	10	13 —	130	10
10 —	110	11	11 —	121	11	12 —	132	11	13 —	143	11
10 —	120	12	11 —	132	12	12 —	144	12	13 —	156	12

DIVISION, *suite.*

14	en	14	1 fois	15	en	15	1 fois	16	en	16	1 fois	17	en	17	1 fois
14	—	28	2	15	—	30	2	16	—	32	2	17	—	34	2
14	—	42	3	15	—	45	3	16	—	48	3	17	—	51	3
14	—	56	4	15	—	60	4	16	—	64	4	17	—	68	4
14	—	70	5	15	—	75	5	16	—	80	5	17	—	85	5
14	—	84	6	15	—	90	6	16	—	96	6	17	—	102	6
14	—	98	7	15	—	105	7	16	—	112	7	17	—	119	7
14	—	112	8	15	—	120	8	16	—	128	8	17	—	136	8
14	—	126	9	15	—	135	9	16	—	144	9	17	—	153	9
14	—	140	10	15	—	150	10	16	—	160	10	17	—	170	10
14	—	154	11	15	—	165	11	16	—	176	11	17	—	187	11
14	—	168	12	15	—	180	12	16	—	192	12	17	—	204	12

18	en	18	1 fois	19	en	19	1 fois	20	en	20	1 fois
18	—	36	2	19	—	38	2	20	—	40	2
18	—	54	3	19	—	57	3	20	—	60	3
18	—	72	4	19	—	76	4	20	—	80	4
18	—	90	5	19	—	95	5	20	—	100	5
18	—	108	6	19	—	114	6	20	—	120	6
18	—	126	7	19	—	133	7	20	—	140	7
18	—	144	8	19	—	152	8	20	—	160	8
18	—	162	9	19	—	171	9	20	—	180	9
18	—	180	10	19	—	190	10	20	—	200	10
18	—	198	11	19	—	209	11	20	—	220	11
18	—	216	12	19	—	228	12	20	—	240	12

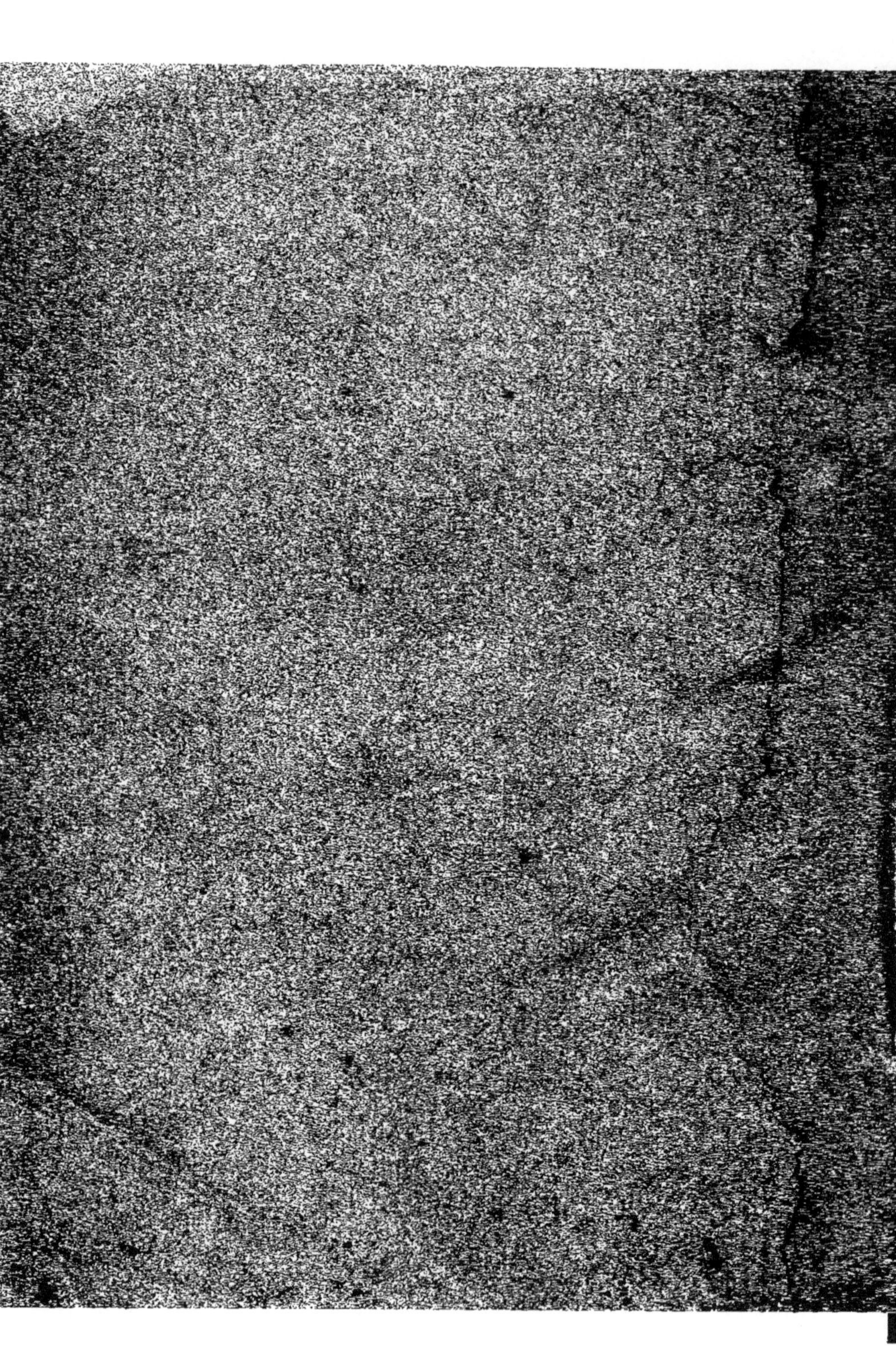

BIBLIOTHEQUE NATIONALE DE FRANCE
3 7531 03240987 3

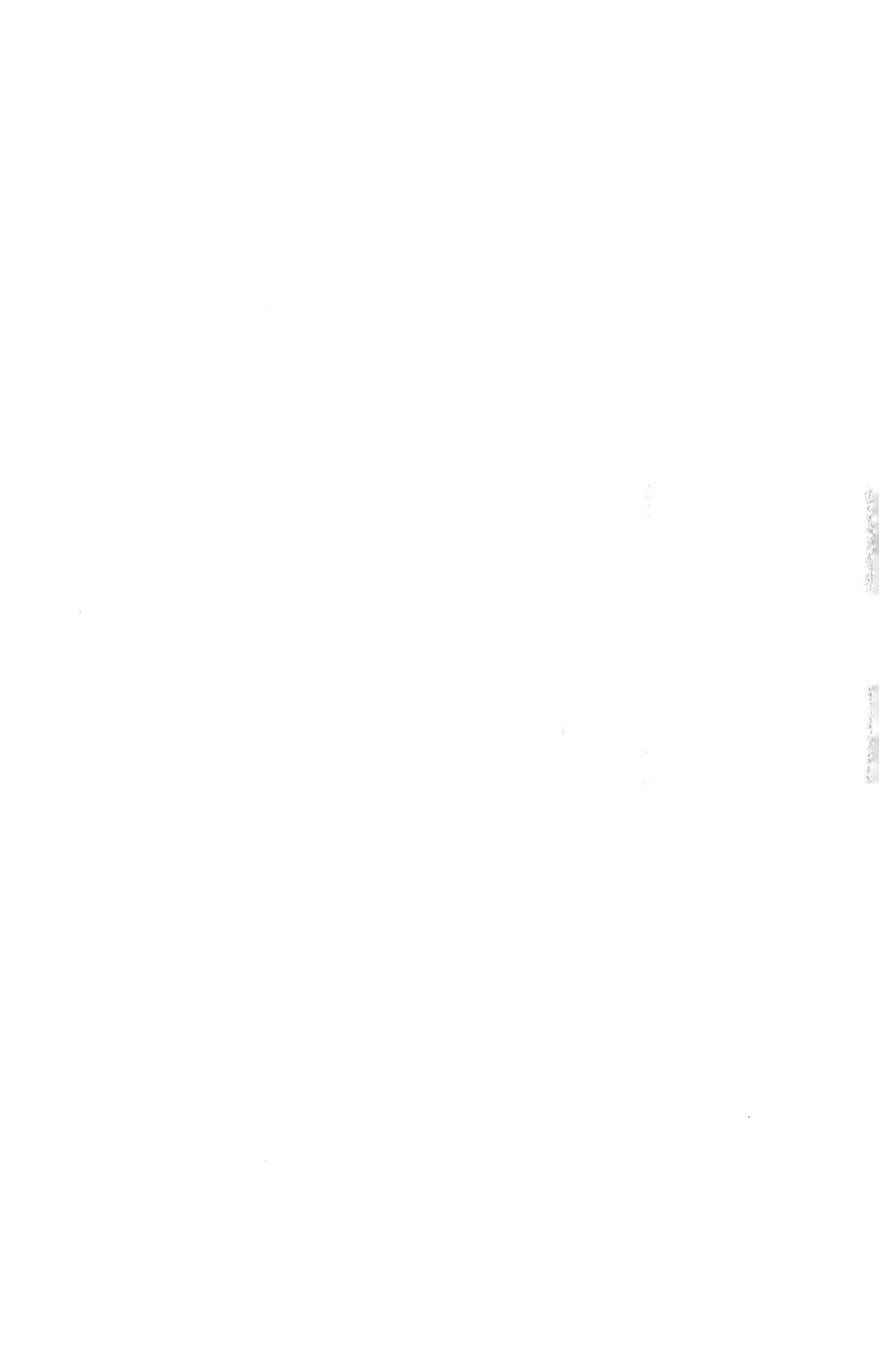

www.ingramcontent.com/pod-product-compliance
Ingram Content Group UK Ltd.
Pitfield, Milton Keynes, MK11 3LW, UK
UKHW020220200726
13856UKWH00004B/1514

9 782013 360425